# POR QUÉ SUFRIMOS

# MALESTARES
# DIGESTIVOS

Dra. ROMIN

La información contenida en esta obra está destinada a complementar y no a
reemplazar el tratamiento médico. Ante cualquier problema de salud (físico o
psíquico), o antes de cambiar la alimentación, la medicación o la rutina de
ejercicios, se debe consultar al doctor de confianza.

# índice

# INTRODUCCIÓN

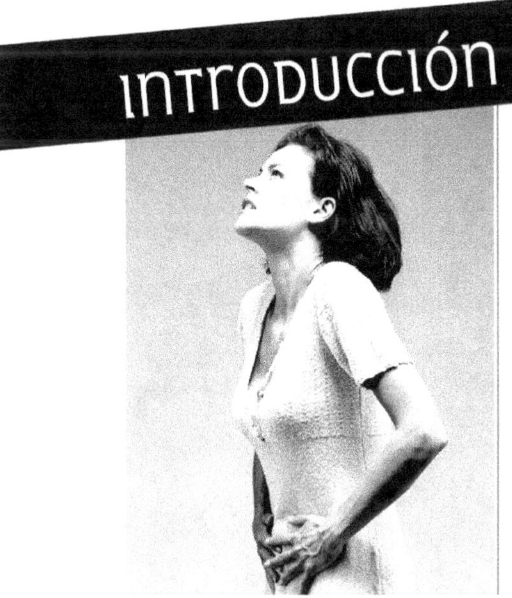

# INTRODUCCIÓN

Los malestares digestivos muchas veces se pueden tornar un verdadero problema si no se conocen las causas que los provocan.

El aparato digestivo padece distintos tipos de trastornos que alcanzan diferentes grados de complejidad, desde simples molestias producidas por una comida hasta dolencias más severas. Las enfermedades asociadas al aparato digestivo se pueden originar en factores externos como infecciones, estrés o mala alimentación. Es decir, en la mayoría de los casos son alteraciones que podemos evitar mediante cambios de hábitos, pautas correctas de alimentación, descanso y cuidado natural.

El presente trabajo describe el funcionamiento del aparato digestivo y el origen de los trastornos y malestares que se presentan con síntomas como: pesadez estomacal, ardor, dolor en la parte central del tórax, problemas de evacuación intestinal (tránsito lento), gusto ácido en la boca, distensión en el abdomen, flatulencias, eructos, náuseas o vómitos, reflujo y otras dolencias. También se describirán los tipos de enfermedades y las características de las principales afecciones junto a un capítulo especial dedicado a una de las alteraciones digestivas que más difusión ha cobrado en la última década: la enfermedad celíaca.

Finalmente, el libro ofrece tratamientos naturales contra los malestares digestivos como la homeopatía y las plantas medicinales.

Todos los consejos y las sugerencias que se brindan y se aportan en estas páginas deben ser acompañados de chequeos y controles médicos. Además, es necesario que se incluya en nuestra vida una terapia de relajación, una práctica deportiva, un espacio para leer, un *hobby* para entretenernos, es decir, algo que nos ayude a canalizar la tensión y el estrés que acumulamos durante cada jornada y que, si persiste, tarde o temprano se hace sentir en nuestro aparato digestivo.

CAPÍTULO 1

# eL aparato DIGeSTIVO

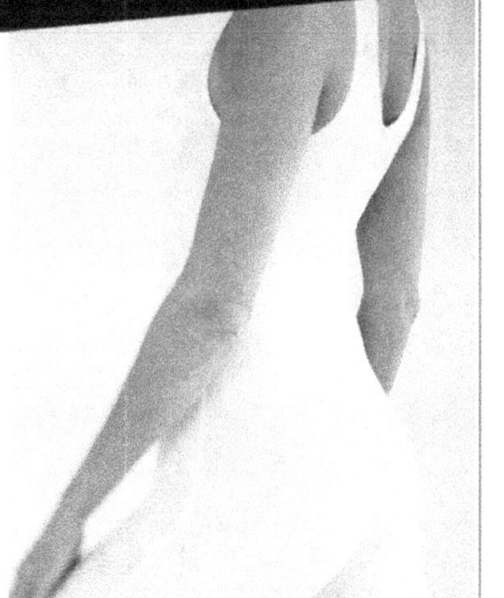

# EL APARATO DIGESTIVO

El aparato digestivo es un complejo sistema que conecta los distintos órganos y conductos por los cuales circulan los alimentos. Cumple la tarea de recibir los alimentos, triturarlos, procesarlos, transportarlos y transformarlos mediante los jugos digestivos para absorber los nutrientes que necesita el organismo para sus células y eliminar el resto.

Cumple la misión de preparar los alimentos que ingresan al organismo a través de la boca para que nuestro cuerpo pueda procesarlos y asimilarlos. Esta misión la realiza a través de dos procesos: uno es mecánico (cuando se trituran los trozos de alimentos y se los convierte en partículas más pequeñas) y el otro es químico (cuando diferentes sustancias descomponedoras actúan sobre los alimentos para reducirlos a sus componentes más simples).

Los alimentos que ingresan al cuerpo están formados por tejidos de origen animal y vegetal. Luego de ser triturados en la boca quedan moléculas de éstos que son descompuestas por los jugos digestivos.

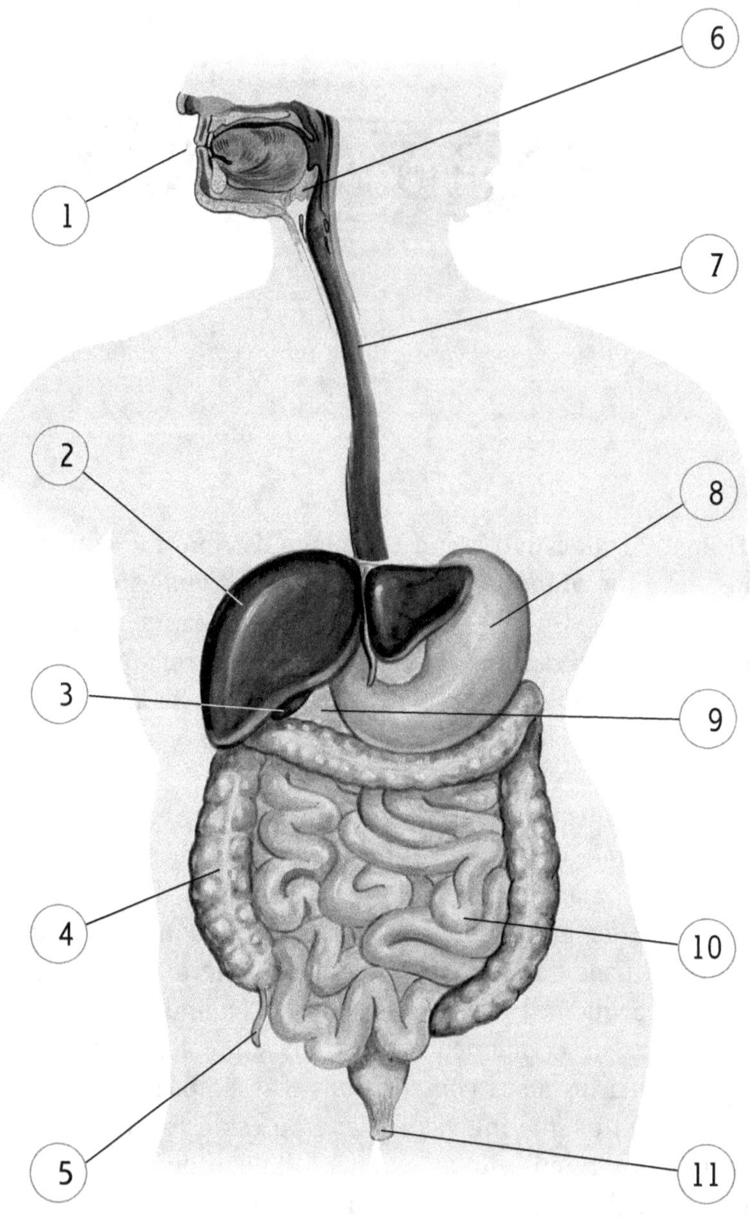
1
2
3
4
5
6
7
8
9
10
11

## 1. BOCA

Es la entrada al tubo digestivo y el lugar destinado a la masticación. Está compuesta por el paladar, la lengua, las encías y los dientes.

## 2. HÍGADO

Pesa casi 2 kg y es la glándula más grande del cuerpo humano. Está formado por varios lóbulos, es blando y de color rojizo. Es un órgano donde también se depura la sangre.

## 3. VESÍCULA

Bolsa membranosa en la que se deposita la bilis que llega a ella por el conducto cístico.

## 4. INTESTINO GRUESO

A este lugar llegan las sustancias que no pudo absorber el intestino delgado para ser tratadas y convertidas en heces que luego se eliminarán del cuerpo. Mide 1,7 metros.

## 5. APÉNDICE

Es una parte del intestino grueso que no tiene función de absorción. Es una concentración de tejido linfático.

## 6. FARINGE

Es un tubo que conduce el alimento triturado (bolo alimenticio) desde la boca hasta el esófago. También comunica a la boca con las fosas nasales. Mide unos 12 cm.

## 7. ESÓFAGO

Lleva los alimentos desde la faringe hasta el estómago. Atraviesa el diafragma. Mide entre 25 y 30 cm.

## 8. ESTÓMAGO

Se ubica a continuación del esófago y se comunican entre ellos mediante una válvula que se llama cardias. Mide unos 25 cm de largo por 12 cm y su capacidad es de alrededor de 1,5 litros.

## 9. PÁNCREAS

Pesa unos 60 gr. Es una glándula que tiene una longitud de 15 cm. Vierte sus productos en el intestino delgado. Está formado por varios lobulillos y envuelto por una cápsula.

## 10. INTESTINO DELGADO (YEYUNO O ILEÓN)

El intestino delgado recibe el contenido estomacal y se conectan entre sí a través del píloro. Mide unos 5 m de longitud y 2,5 cm de diámetro.

## 11. RECTO

Es la última porción del intestino que finaliza en el ano. Es por donde el intestino grueso elimina y expulsa al exterior las heces. Está situado a continuación del colon.

C A P Í T U L O   2

# Trastornos y malestares digestivos

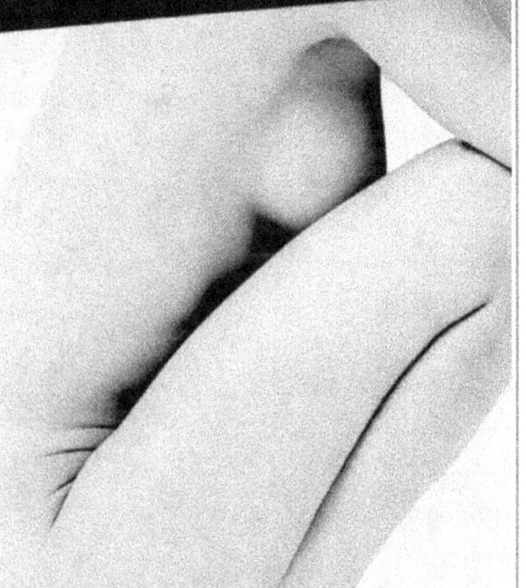

CAPÍTULO 2

# TRASTORNOS Y MALESTARES DIGESTIVOS

El aparato digestivo padece distintos tipos de malestares y trastornos que alcanzan diferentes grados de complejidad, desde simples molestias producidas por una comida hasta enfermedades más severas.

Frecuentemente, las enfermedades asociadas al aparato digestivo se originan en factores externos como infecciones, estrés o mala alimentación. Es decir, en la mayoría de los casos son alteraciones que podemos evitar mediante cambios de hábitos, pautas correctas de alimentación, higiene, descanso, etcétera.

Al ingerir alimentos en cada una de nuestras comidas activamos el proceso de la digestión. Durante el mismo son segregados distintos jugos digestivos que tienen la función de actuar en un momento preciso y en una cantidad exacta para absorber los nutrientes, eliminar los residuos que sean tóxicos para el organismo y no interferir en los demás procesos metabólicos. Además, las paredes intestinales deben funcionar perfectamente.

El correcto desempeño de cada uno de los mecanismos de la digestión –además de aprovechar al máximo cada nutriente y asegurarnos la incorporación de todo lo que necesitamos–, nos permite evitar decenas de trastornos digestivos y prevenir numerosas enfermedades. Esto es muy importante, porque hay complicaciones en el aparato digestivo que comienzan a producirse por pequeñas alteraciones en el proceso de digestión: se dejan de absorber nutrientes, no se eliminan residuos, etcétera.

Cuando el proceso de la digestión se lleva a cabo eficaz y rápidamente, el organismo –como ya dijimos– adquiere de los alimentos el máximo valor nutritivo. Pero si la digestión se hace lenta, los productos que ingerimos no se digieren con corrección y pueden fermentarse dentro del aparato digestivo provocando malestares de diferentes características y otros problemas mayores vinculados a la mala absorción de sustancias nutritivas.

Las alteraciones vinculadas al sistema digestivo –que detallaremos a continuación– son muchas y variadas y afectan los distintos órganos. Pero, básicamente, la mayoría de ellas comienza cuando el individuo presenta problemas en el proceso digestivo, que además de provocar malestares momentáneos, va creando las condiciones necesarias para sufrir otro tipo de enfermedades.

La mala digestión –reconocida médicamente por el nombre de dispepsia– se produce, entonces, cuando el organismo debe "trabajar" más de lo necesario para completarla o cuando la realiza en forma incompleta.

Existen causas, síntomas y consecuencias que nos pueden afectar un día, luego de una fiesta en la que hemos comido mucho o en un período determinado en el cual nos sentimos con estrés, con agotamiento, etcétera. También, hay causas y consecuencias que tienen que ver con costumbres y hábitos. Vayamos por partes.

Sus principales síntomas son:

- pesadez estomacal
- ardor
- dolor en la parte central del tórax
- problemas de evacuación intestinal (tránsito lento)
- gusto ácido en la boca
- distensión en el abdomen
- flatulencias
- eructos
- náuseas (pueden existir vómitos)
- reflujo (es la sensación de que la comida regresa a la boca)
- malestares abdominales

# ¿Cuáles son las causas que conducen a sentir esos malestares?

Son variadas. Pueden originarse en úlceras, esofagitis o alguna enfermedad más seria; pero también pueden producirse por cuestiones sencillas y fácilmente solucionables o evitables:

- excesiva cantidad de comida
- platos o ingredientes pesados de difícil digestión
- mucho consumo de alcohol
- exceso de tabaco
- ingesta elevada de medicamentos

Algunos hábitos son responsables de la mala digestión. Esto no nos afecta momentáneamente, sino que puede empezar a generar problemas mayores. Entre estos, podemos mencionar:

## Mucha comida

La cantidad de comida ingerida es proporcional con el trabajo que deberá llevar a cabo el aparato digestivo. Cuanto más se come, más tiempo demandará la digestión, y más chances de que no sea completa.

## Masticar mal

Comer rápido es uno de los grandes males de nuestro tiempo. Esa velocidad con la cual queremos finalizar rápido nuestros almuerzos y cenas conspira contra nuestra digestión. En la digestión la masticación es esencial pues si los alimentos no llegan perfectamente triturados al estómago, se disminuye la eficacia de los procesos siguientes.



## No respetar los horarios de las comidas

Especialmente cenar muy tarde es una falla muy común. Al final del día, el organismo deja de activar los procesos digestivos y, si uno come muy tarde, o minutos antes de irse a dormir, se favorecen malestares digestivos durante la noche.

## Exceso de líquido en la comida

No debemos excedernos con la cantidad de bebida en las comidas. El líquido abundante actúa como diluyente de los jugos gástricos que efectúan el proceso digestivo haciendo que las funciones que ellos cumplen no sean completas.

## Estrés, cansancio y agotamiento

La presión de la vida cotidiana y los conflictos que enfrentamos a lo largo del día colocan al organismo ante un estado de nerviosismo, tensión e irritabilidad. Esa sensación conduce a un proceso digestivo deficiente.

Cuando la mala digestión comienza a hacerse habitual en una persona se produce una escasez en el ácido estomacal o en la secreción de enzima digestiva, lo cual impide concluir una digestión completa y normal. Los síntomas pasajeros se vuelven repetidos y otros más complicados empiezan a aparecer:

## Alteraciones en la evacuación intestinal

Los trastornos digestivos originan constipación y flojedad intestinal. En ocasiones, cuando la mala digestión se ha hecho crónica, puede producirse una combinación de las dos.

## Cansancio, agotamiento

Si el organismo no concluye con el proceso digestivo, no se pueden absorber nutrientes básicos que, en vez de llegar a la sangre, terminan en los intestinos para su expulsión. Esto produce una falta de energía que se traslada a las acciones cotidianas.

## Necesidades nutritivas insatisfechas

Todos los minerales y las vitaminas que debe incorporar el organismo provienen de la alimentación. Por ello, todos los problemas que se produzcan en el proceso digestivo alterarán la absorción de los mismos; y si esa situación se prolonga, el cuerpo puede comenzar a manifestar la ausencia de nutrientes que pueden provocar enfermedades de mayor gravedad, desde agotamiento o defensas bajas hasta mayores riesgos de padecer enfermedades cardíacas o cáncer.



## ¿Mala digestión o indigestión?

En párrafos anteriores hemos detallado ampliamente las características y las consecuencias de la mala digestión. Muchas veces se la confunde con la indigestión; y no son lo mismo.
La indigestión es un proceso aislado que nada tiene que ver con una mala digestión. Aunque provoque algunos síntomas similares, sus causas son otras. Una indigestión se produce por varias cuestiones:

• Luego de terminar de comer en abundancia.
• Puede originarse en una inflamación en el recubrimiento del estómago o en un principio de úlcera en el estómago o el duodeno.
• Ingerir alimentos de alto valor calórico con altas temperaturas.
• Alimentos en mal estado.
• Masticación deficiente.


Sus síntomas más clásicos pueden ser:

• malestar y dolor en la parte superior del abdomen (aquello que se denomina "boca del estómago")

- eructos abundantes
- sensación de hinchazón
- vómitos y náuseas

# Digestión y alergias

Cuando se producen problemas en el proceso digestivo, suele ocurrir que no se procesan bien las proteínas. Al no ser digeridas correctamente, las proteínas pueden ser absorbidas en la sangre. Esto genera una respuesta alérgica hacia esos alimentos que se manifiesta con una reacción en las paredes intestinales.

Sus síntomas son inflamación intestinal, irritación, cambios en el aspecto de la piel, dolores en la cabeza y otros malestares.

### Procesos básicos de la digestión

- En la boca se inicia la digestión de los carbohidratos gracias a la acción de la saliva que contiene la amilasa salivaria.

- En el estómago comienza la digestión de las proteínas.

- Los jugos gástricos secretados en el estómago contienen ácido hidroclorídrico, para acidificar los alimentos y detener la acción de la enzima salival; y pepsina –una enzima proteolítica–, encargada de la digestión de las proteínas.

• Luego, el alimento llega al duodeno para empezar la etapa intestinal de la digestión.

• Allí se completa la digestión de carbohidratos, proteínas y grasas, que son procesados hasta transformarlos en elementos listos para ser absorbidos.

• En el páncreas se segregan enzimas proteasas, amilasas y lipasas que ayudan a digerir las proteínas, las grasas y los carbohidratos.

• La bilis tiene la función de emulsionar las grasas y facilitar su asimilación por el organismo. Para que su tarea sea eficaz debe contener cantidades suficientes de: aminoácido taurina, vitamina C, magnesio y cobre.

• Finalmente para que los nutrientes sean absorbidos, deben estar en perfecto estado de salud las mucosas que recubren el intestino y la flora intestinal.

• También debe ser eficaz la eliminación de todos los desechos de la digestión.

## Entendiendo los malestares digestivos

A la hora de acudir al especialista por problemas digestivos reiterados, las personas llegan con dolores y síntomas frecuentes o crónicos que no pueden explicarse ni analizarse de inmediato sino que responden a anomalías más profundas que pueden provenir de una dispepsia, de trastornos intestinales como el síndrome de intestino irritable, o de una enfermedad de mayor gravedad.

La gente se acostumbra a convivir con esas molestias y, por ejemplo, no se tiene en cuenta que los trastornos derivados del sistema digestivo son uno de los principales motivos de ausencia laboral.

**En los malestares digestivos influyen factores como:**

- depresión
- ansiedad
- estrés
- agotamiento laboral
- cansancio

Muchas veces, estos factores pueden ser la causa o el síntoma de una afección digestiva. Es decir, el estrés, por ejemplo, puede ser el inicio de una dolencia digestiva, o puede aparecer cuando un trastorno de ese tipo nos empieza a afectar.
Esto puede darse porque el organismo, ante un estado de estrés o agotamiento físico y psíquico, altera su equilibrio. Y de la misma forma, cuando se siente reiteradamente atacado por un dolor, puede manifestar síntomas de agotamiento y cansancio.

En los casos de enfermedades primarias digestivas, donde no se ha demostrado etiología psíquica, no puede obviarse que los factores psíquicos pueden influir en la vulnerabilidad a contraer enfermedades, pues el organismo varía su equilibrio ante el estrés.

Los trastornos psicológicos que afectan el sistema digestivo pueden ser de tres tipos:

• psicógenos:
Como la anorexia no orgánica, los vómitos psicógenos o la disfagia transitoria.

• trastornos psicosomáticos:
Entre ellos, la colitis ulcerosa y la úlcera duodenal.

• trastornos sintomáticos:
Este grupo reúne a diferentes manifestaciones psicológicas o psiquiátricas de enfermedades que son primeramente digestivas, es decir, que comenzaron como una alteración gástrica y luego producen síntomas en la psiquis.

## La ansiedad

Cuando hablamos de ansiedad, nos referimos a un estado de inquietud, angustia, zozobra y agitación que modifica el ánimo de quien la sufre. La ansiedad aparece acompañando la sensación de amenaza, miedo o peligro que sufrimos ante determinados hechos.
Por lo general esto se presenta en situaciones desconocidas o irracionales.
Cuando la ansiedad se presenta en ocasiones puntuales, puede estar acompañada de trastornos digestivos. Por el contrario, cuando la ansiedad se torna intensa, frecuente y profunda o comienza a alterar la función mental y psíquica, exige intervención médica urgente.

La asociación entre ansiedad y trastornos digestivos ha sido descrita hace décadas, pero recién en los últimos años ha comenzado a ser aceptada como una posibilidad en los diagnósticos médicos.

Estudios realizados demuestran que más del 25% de los pacientes con pánico padece dolencias digestivas y, además, casi la mitad de las personas que presentan esta situación afirman que las complicaciones gastrointestinales son el mayor síntoma de su pánico.

## Los trastornos, uno por uno

Hemos ido detallando conceptos y situaciones que tienen que ver con los malestares y trastornos digestivos. Como hemos visto algunos de ellos tienen que ver con un exceso de comida, con un alimento en mal estado, con cuadros de agotamiento, estrés y cansancio general, o pueden estar vinculados a enfermedades más graves. La siguiente lista menciona la mayoría de los trastornos (desde los simples hasta los graves) que están relacionados con los órganos del aparato digestivo o con el proceso de la digestión. Luego de mencionarlos, detallaremos los más comunes de ellos:

- Acidez
- Apendicitis
- Cálculos biliares
- Cáncer de colon, recto y ano
- Cáncer de la glándula salival y la orofaringe

- Cáncer del estómago e intestino
- Cólico
- Colitis
- Deshidratación
- Diarrea
- Disfagia
- Dispepsia
- Divertículo de Meckel
- Enfermedad celíaca
- Enfermedad de Crohn
- Enfermedad de Hirschsprung
- Enterocolitis
- Eructos
- Esófago de Barrett
- Esteatosis (hígado graso)
- Estreñimiento
- Fisura anal, abscesos y fístulas
- Flatulencias / gases
- Gastritis
- Gastritis crónica
- Gastroenteritis
- Gastroparesis
- Helicobacter pylori
- Hemorroides
- Hepatitis
- Hepatitis virales
- Hernia
- Hernia de diafragma
- Hernia de hiato o hiatal
- Hernia inguinal
- Hernia umbilical
- Incontinencia fecal/intestinal

- Intolerancia a la lactosa
- Intoxicación alimentaria
- Intususcepción
- Litiasis (cálculos) biliares
- Mala absorción
- Mala digestión
- Malnutrición (desnutrición)
- Meteorismo (gas intestinal)
- Pancreatitis
- Peritonitis
- Pirosis (ardores)
- Pólipos del colon
- Pólipos intestinales
- Problemas para tragar
- Proctitis
- Prolapso rectal
- Reflujo gastroesofágico
- Salmonelosis
- Shigelosis
- Síndrome de colon irritable
- Síndrome del intestino corto
- Síndrome del intestino irritable
- Toxoplasmosis
- Tumores (cáncer) gástricos e intestinales
- Ulcera (ulcus) gástrica y duodenal
- Ulceras
- Várices esófago-gástricas
- Vómitos

# Características de los principales trastornos



• **Acidez**

La acidez estomacal también se conoce como enfermedad por reflujo ácido. Es una sensación de ardor en la parte baja del pecho junto con un sabor agrio o amargo en la garganta y en la boca.

• **Apendicitis**

La apendicitis es la inflamación del apéndice, una estructura que sobresale del tramo inicial del intestino grueso. Aunque no tiene función o importancia conocidas el apéndice puede inflamarse, hincharse e infectarse.

• **Cálculos (litiasis) biliares**

La vesícula se ubica justo debajo del hígado. Ésta almacena jugos digestivos que produce el hígado. Algunas veces estos jugos se solidifican y forman "piedras" llamadas cálculos biliares.

• **Cólico**

Es un acceso punzante, localizado en los intestinos y caracterizado por violentos dolores, ansiedad y vómitos.

• **Colitis**

Es la inflamación del intestino grueso. Se presenta con evacuación reiterada de heces sin consistencia. La colitis puede tener causas diferentes, como:

- Infecciones agudas y crónicas
- Trastornos inflamatorios
- Falta de flujo sanguíneo

**• Deshidratación**
Es la falta de líquidos adecuada para que el cuerpo lleve
a cabo sus funciones. Puede producirse por falta de ingesta o por pérdidas (vómitos, diarreas, etc.).

**• Diarrea**
No sólo la expulsión repetida de heces sin consistencia es
considerada diarrea. Debe tomarse como anormal la evacuación de 3 o más deposiciones al día.

**• Dispepsia**
(Ver página 21)

**• Divertículo de Meckel (diverticulosis o diverticulitis)**
El divertículo de Meckel es un pequeño receptáculo del
tamaño de pocos centímetros en la pared de la parte infe-
rior del intestino delgado. Es un resto de cordón umbilical. A la mayoría de las personas que tienen divertículo
de Meckel no les causa problemas. Las alteraciones se
manifiestan con sangrado en la materia fecal, bloqueo del
intestino, dolor e inflamación de estómago, vómitos, fie-
bere o estreñimiento.

**• Enfermedad celíaca**
(Ver página 67)

## • Enfermedad de Crohn

Es una enfermedad intestinal inflamatoria que produce úlceras en el tubo digestivo, en cualquier lugar, desde la boca hasta el ano. Los síntomas incluyen cólicos estomacales, dolor intermitente, diarrea y sangrado en su materia fecal.

## • Eructos

Si bien no son una enfermedad su aparición es molesta. Pueden deberse a comer rápido o mucho, a no masticar correctamente, a beber excesiva cantidad de bebidas con gas durante la comida, a un cuadro de estrés, a alimentos grasos en demasía o a otras enfermedades como gastritis, úlcera o hernia de hiato.

## • Esófago de Barrett

El esófago es un tubo que va desde la garganta hasta su estómago. Por allí pasa el alimento hacia el estómago. Si un paciente sufre reflujo gastroesofágico (cuando el ácido del estómago asciende dentro del esófago), ese ácido puede hacer que se produzcan cambios en el tejido del revestimiento de su esófago. Esta condición se conoce con el nombre de esófago de Barrett. En algunos casos, puede conducir a cáncer.

## • Estreñimiento

La mayoría de los casos de estreñimiento son la consecuencia de trastornos en la función intestinal más que en su estructura. Cuando hablamos de estreñimiento nos referimos a la defecación con esfuerzo y/o defecación infrecuente según el paciente.

• **Flatulencias**

Es la acumulación de gases en el tracto digestivo. Se producen por:
- El aire tragado por comer rápido o masticar mal.
- Por exceso de ciertas bebidas gasificadas.
- Por la descomposición de algunos alimentos.

• **Gastritis**

La gastritis es la inflamación de la mucosa del estómago.

• **Gastritis crónica**

La gastritis crónica se caracteriza por el adelgazamiento de la mucosa del estómago con la consiguiente disminución del número de sus glándulas.

• **Gastroenteritis**

Es el término que se aplica a un grupo de síntomas causados por infecciones: pérdida de apetito, náuseas, vómitos, diarrea y malestares en el abdomen. Aunque se trata de un ligero contratiempo en personas sanas, puede provocar una deshidratación en pacientes enfermos o en niños y ancianos.

• **Gastroparesis**

Es un trastorno estomacal, que se caracteriza porque el estómago tarda demasiado tiempo en vaciar su contenido. Por ello, los alimentos que permanecen en el estómago demasiado tiempo pueden favorecer el crecimiento excesivo de bacterias a causa de su fermentación. Sus síntomas son: náuseas, vómitos y algunas veces obstrucción en el estómago. Puede ser peligroso si obstruye el paso de los alimentos hacia el intestino delgado.

## • Hemorroides

Las hemorroides son venas hinchadas en el recto o ano. El tipo de hemorroide depende de dónde ocurra. Las hemorroides internas involucran las venas dentro del recto. Las hemorroides internas usualmente no duelen pero pueden sangrar sin ocasionar dolor. Las hemorroides externas ocurren en las venas afuera del ano. Pueden dar comezón o doler y algunas veces pueden abrirse y sangrar.

## • Hernia

Se trata de la salida hacia adelante de parte de un órgano –como el intestino– de la estructura anatómica que normalmente la fija. Según su ubicación puede ser de: diafragma, de hiato o hiatal, inguinal o umbilical.

## • Incontinencia fecal o intestinal

La incontinencia fecal es la pérdida del control normal de los intestinos. Esto conduce a que la materia fecal se salga por el recto repentinamente.

## • Intoxicación alimentaria

La mayoría de las infecciones transmitidas por los alimentos comúnmente reconocidas son las ocasionadas por las bacterias campylobacter, salmonella y la e. coli y por un grupo de virus llamados calicivirus. Existen decenas de causas por las cuales un alimento puede intoxicarnos: mal estado, interrupción de la cadena de frío, contacto con agua contaminada, falta de cocción, etcétera. Las intoxicaciones con alimentos pueden provocar: diarrea, vómitos, fiebre y calambres abdominales.

• **Peritonitis**

Es la inflamación aguda del peritoneo.

• **Salmonelosis**

La salmonelosis es una enfermedad causada por las bacterias salmonella. Afecta generalmente la zona intestinal y de vez en cuando la circulación sanguínea. La salmonelosis puede ser causada por brotes de intoxicación con comida contaminada.

• **Síndrome del intestino corto**

Es una afección de malabsorción de los alimentos relacionada con una patología o con la extirpación quirúrgica de una gran porción del intestino delgado.

• **Síndrome del intestino irritable**

El síndrome de intestino irritable es un problema común. En las personas que padecen esta enfermedad, los intestinos aprietan con demasiada fuerza o sin ella para hacer que la comida se mueva demasiado rápido o demasiado lento a través de los mismos.

• **Toxoplasmosis**

Es una infección muy frecuente que se adquiere por ingerir algún producto contaminado con secreciones o excrementos de gato. Es una enfermedad sencilla, pero si es transmitida por la madre al feto, se convierte en congénita y es gravísima.

• **Úlceras**

Las úlceras son llagas en el tejido que reviste el tracto digestivo. La mayoría de las úlceras se localizan en el duodeno, la primera parte del intestino. Estas úlceras se llaman úlceras duodenales. Las úlceras que se localizan en el estómago se llaman úlceras gástricas. Las úlceras en el esófago se llaman úlceras esofágicas.

• Vómitos

El vómito es uno de los recursos que posee el organismo para expulsar agentes invasivos. El vómito es una acción forzada que se realiza por medio de una contracción fuerte y hacia abajo del diafragma. Al mismo tiempo, los músculos abdominales se tensan súbitamente contra un estómago relajado con un esfínter abierto. Los contenidos del estómago son impulsados hacia arriba y hacia fuera. Se produce por señales provenientes de:

- La boca, el estómago y los intestinos.
- El torrente sanguíneo que puede contener medicamentos o infecciones.
- Los sistemas de equilibrio en el oído.
- La respuesta del cerebro mismo, incluyendo imágenes, olores o pensamientos alterados.

# Homeopatía para el aparato digestivo

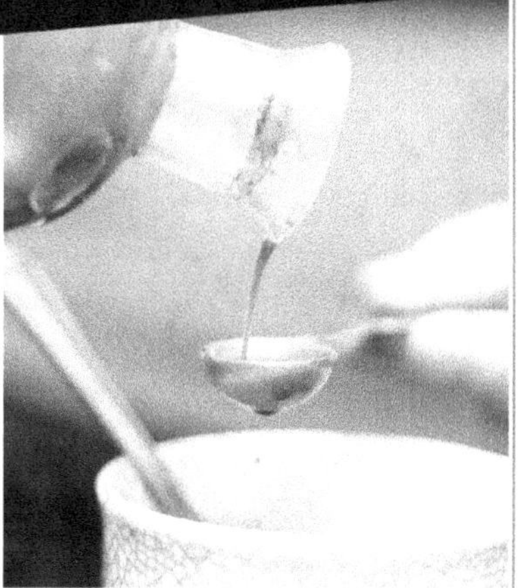

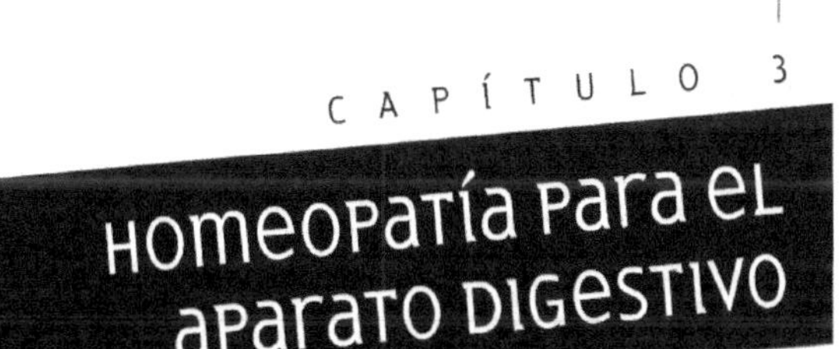


Existen varios centenares de remedios homeopáticos. Sin embargo son alrededor de 150 los que se usan con mayor frecuencia para curar y sanar las enfermedades más habituales. Muchos de ellos son utilizados para tratar afecciones y dolencias gastrointestinales.

La medicación homeopática y la duración de sus remedios que no se vencen, permite tener en la casa un botiquín con los medicamentos esenciales recetados por el especialista para atender las diferentes enfermedades. En este capítulo describiremos una serie de medicamentos que es posible tener en casa, bien guardados y lejos de los niños, que pueden ayudarnos.

# Antimonium Crudum

### Características:

Es de origen mineral y se lo tritura para usar en preparaciones medicinales. Actúa sobre la mucosa del aparato digestivo y sobre la piel.

### Aplicaciones:

- En cualquier tipo de intoxicación digestiva.
- En casos de trastornos digestivos provocados por la ingesta abundante de alimentos.
- Mejora la situación de quienes evacuan el intestino de manera muy sólida y con restos de alimentos.

### Otros usos:

- Para personas malhumoradas y de carácter irritable.
- En callosidades en los pies.
- Para personas con uñas gruesas que se quiebran.

# Arsenicum Album

### Características:

Se trata de un elemento del reino mineral, que se localiza siempre combinado con hierro, cobalto o níquel.
Actúa sobre todos los tejidos del organismo.
Es de acción profunda.

Aplicaciones:

• Alternaciones digestivas producidas por ingerir alimentos en mal estado.
• En casos de vómitos, náuseas y diarreas.
• En cuadros de profunda sed, en los que hay deseos de beber agua helada, pero al hacerlo se toman sólo sorbos ya que una excesiva cantidad de líquido produce sensación de pesadez estomacal.

Otros usos:

• Ideal para individuos que pueden permanecer tranquilos, que viven con ansiedad y angustia.
• Para resfríos con estornudos.
• Para erupciones en la piel.


# Berberis Vulgaris

Características:

Es una planta proveniente de Europa que crece entre otras plantas o cerca de las paredes.
Su acción es breve y actúa sobre todo el aparato digestivo.

Aplicaciones:

• Para todo tipo de congestión e inflamación del hígado.
• En dolores punzantes en la vesícula.
• Cuando la materia fecal es blanda y amarillenta.

Otros usos:

• Malestares y dolores en la vejiga.
• Lumbago, con dolores que se extienden en los miembros inferiores.

# Bryonia Alba

Características:

Es una planta que se recolecta en Europa central.
Su acción es prolongada y actúa sobre las mucosas.

Aplicaciones:

• Cuando se dan vértigos que además pueden acompañarse de vómitos y náuseas.
• Sequedad de labios, boca y garganta.
• Estómago pesado y dificultades digestivas.
• Heces duras y secas.

Otros usos:

• Es una medicación acorde para personas que prefieren la soledad.
• Para aquellos cuadros en los cuales se sienten vértigos al levantarse de una cama o de una silla.
• Cefaleas que producen la sensación de que la cabeza va a estallar.

# Carbo Vegetalis

## Características:

Es el carbón vegetal que se obtiene al quemar ciertas maderas.
Su acción es prolongada y profunda para contrarrestar estados de debilidad o falta de fuerza.

## Aplicaciones:

• Para trastornos intestinales que se manifiestan con gases y eructos.
• Dolores abdominales fuertes que se extienden hasta el pecho.

## Otros usos:

• Se emplea en todos los casos de enfermedades que poseen síntomas debilitantes.
• Bronquitis.
• Cuadros respiratorios con excesiva expectoración, por lo general amarilla y maloliente.

# Chamomilla

Características:

Es una planta que crece en muchos lugares y que se la conoce más comúnmente con el nombre de manzanilla. Tiene acción sobre el sistema nervioso central y periférico.

Aplicaciones:

• En cólicos y diarreas.

Otros usos:

• Se suministra en dolores de muelas.
• Es recomendable en toda persona –especialmente en niños– nerviosa e irritable.
• Todo tipo de afección, molestia y dolor abdominal.
• Menstruaciones irregulares, dolorosas y abundantes.
• También en las denticiones de los niños.

# Chelidonium majus

Características:

Es una planta que la conocemos con el nombre de amapola amarilla.
Su efecto es prolongado y tiene acción sobre el hígado y la vesícula biliar.

Aplicaciones:

• Cuando existe un feo gusto en la boca, con la lengua amarilla y sucia.
• En fuertes dolores abdominales.
• Al presentarse de manera alternada cuadros de constipación y diarreas en la misma persona.
• En las afecciones vesiculares y hepáticas con presencia de cálculos.

Otros usos:

• Cuando la orina tiene color amarronado.
• Alteraciones en la piel que se manifiestan con picazón y color amarillo.

# China

Características:

Se obtiene de un árbol de los Andes peruanos conocido como Quina amarilla.
Su acción es larga y profunda a través de todo el sistema nervioso actuando en depresiones físicas y emocionales.

Aplicaciones:

• Cuando hay sabor amargo en la boca.
• Diarreas de color amarillento, con gases.

Otros usos:

• Ideal para personas con debilidades producidas por enfermedades largas y prolongadas que provocaron una fuerte pérdida de peso.
• En casos de pérdidas de líquidos orgánicos.
• En todo tipo de hemorragias nasales, gástricas o intestinales.
• Cuando hay fiebre intermitente, que aumenta en la noche.


# Cocculus

Características:

Es una planta trepadora de origen asiático.
Actúa sobre el sistema nervioso, especialmente en las funciones motoras y sensitivas.

Aplicaciones:

• Para las personas que sufren náuseas o vómitos al viajar en autos, buses, etcétera.
• En casos de dureza estomacal, una sensación que no se aleja ni al expulsar gases.

Otros usos:

• Para los estados de debilidad generalizada, con temblores frecuentes.

- En los estados de profunda tristeza y angustia.
- Ante frecuentes jaquecas.
- Fuertes dolores en el período menstrual.



# Colocynthis

Características:

Es de origen vegetal y se obtiene especialmente en Japón y otras regiones de Asia.
Tiene acción sobre los nervios, los abdominales y el intestino.

Aplicaciones:

- Cólicos agudos.

Otros usos:

- Individuos con tendencia a la ira, el enojo y la irritabilidad.
- Dolores en el nervio ciático.
- Calambres y dolores intensos.
- En todo tipo de neuralgias.

# Drosera

### Características:

Es un vegetal de amplia difusión en América y Europa. De acción prolongada, se empleó desde el comienzo de la homeopatía para curar la tos.

### Aplicaciones:

- Nauseas y vómitos.

### Otros usos:

- Para todo tipo de tos.
- Exceso de mucosidad.
- Picazón de garganta y ronquera.
- Laringitis.

# Ipeca

### Características:

Proviene de un árbol de la zona de Brasil.
Actúa de manera rápida sobre las mucosas digestivas y respiratorias.

### Aplicaciones:

- Náuseas.

* Vómitos y sensación de pesadez estomacal.
* Rechazo a las comidas.

Otros usos:

* Opresión en el pecho y alteraciones para respirar.
* Gran cantidad de mucosidad en las vías respiratorias.
* Tos fuerte y seca.

# Lachesis

Características:

Es un reptil originario de las selvas de Brasil.
Tiene una acción rápida sobre las alteraciones circulatorias.

Aplicaciones:

* Cuando se cae en profundas somnolencias después de las comidas.

Otros usos:

* Ideal para las mujeres en el período menstrual.
* Dolores de cabeza por exceso de permanencia al sol.
* Hemorragias frecuentes.
* Piel muy sensible.

# Lycopodium

### Características:

Es un musgo que crece en las zonas pedregosas de todos los continentes.
Posee una acción larga y rápida sobre las funciones hepáticas.

### Aplicaciones:

- Para la mala digestión y malestares hepáticos.
- Cálculos renales.

### Otros usos:

- Pérdida de memoria.
- Es bueno para algunos problemas de impotencia.
- Sequedad de la epidermis, en especial de la piel de las manos.

# Mercurius

### Características:

Es un mineral líquido que se encuentra en estado líquido a temperatura ambiente.
Actúa en todas las células y tejidos.

Aplicaciones:

- Pesadez estomacal.
- Diarreas con heces verdosas.
- Mal aliento.

Otros usos:

- Personas con gran dificultad de memoria.
- Párpados y ojos rojos e irritados.


# Rhus Toxicodendron

Características:

Arbusto que crece en Norteamérica.
Actúa profundamente sobre la piel.

Aplicaciones:

- Cólicos abdominales.

Otros usos:

- Malestares en tendones y ligamentos.
- Fiebre sin causa aparente.
- Para todas las afecciones de la piel.

## Sepia

**Características:**

Es el calamar que se localiza en casi todos los mares del mundo.

**Aplicaciones:**

• Languidez estomacal matutina.

**Otros usos:**

• Hemorroides.
• Dolores de cabeza.
• Manchas en la piel.
• Ideal para todas las alteraciones menstruales de la mujer.


# Sulphur

**Características:**

Es un elemento del reino mineral que se localiza en combinación con otros como hierro o cobre.
Es uno de los remedios de acción más prolongada y de mayor empleo en tratamientos extensos.

Aplicaciones:

* Alteraciones digestivas de todo tipo.

Otros usos:

* Acné.
* Todo tipo de afección de la piel.
* Trastornos respiratorios.

## Para recordar

La medicación homeopática se presenta en pomadas, polvos, gotas, tabletas y glóbulos. Esta última es la presentación más clásica y conocida por todos los que alguna vez ingirieron remedios homeopáticos. Para que la medicación cause el efecto deseado, es bueno recordar lo siguiente:

* En todos los casos, aunque la medicación no sea tóxica ni tenga efectos colaterales, consultar a su especialista ante la menor duda.

* Colocar los glóbulos dentro de la boca y dejarlos disolver debajo de la lengua.

* El mejor horario para tomarlos –salvo otra indicación médica– es en ayunas, antes de ir a dormir ó 10 minutos después de las comidas.

• Para mejorar el efecto es aconsejable evitar el consumo
y la ingesta de tabaco, alcohol, café y otras infusiones.

• A medida que se alejan los síntomas de la afección ir
espaciando las tomas de la medicación.

CAPÍTULO 4

# cuidaDos y tratamientos naturales

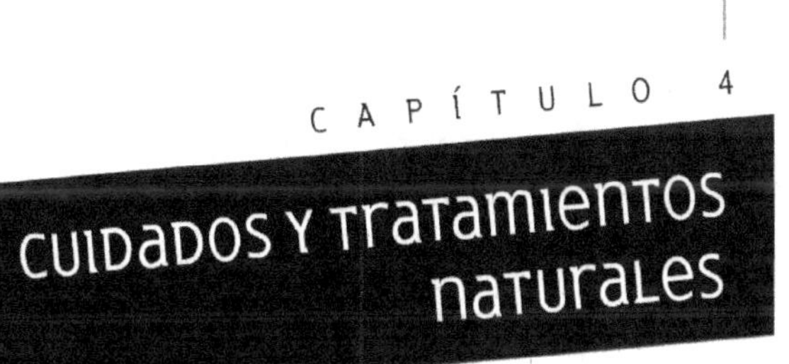


# Consejos prácticos para mejorar las digestiones

**• Comer lentamente y masticando bien**
Cuando uno mastica correctamente los alimentos que se ingieren, la comida que llega triturada a los órganos es digerida con mayor facilidad por las enzimas.

**• Controlar el estrés**
Buscar actividades alternativas como el yoga, el reiki o la relajación para evitar los daños que producen en el organismo –y en consecuencia en el aparato digestivo– el estrés, el agotamiento y las presiones cotidianas.

**• Evitar las discusiones**
La hora de la comida es el momento en el cual las personas conversan, comentan los temas del día y es común

que surjan peleas y discusiones. Las rencillas en el momento de la comida son una de las mayores causas de malestares gástricos. El sistema digestivo está regulado por el sistema nervioso autónomo, que a su vez está influido por la mente y las emociones. Siempre que se coma discutiendo o peleando, repercutirá en la digestión de una u otra manera.

### • Seguir los instintos

Hay ocasiones en las cuales no sentimos hambre o apetito. En esos casos no es aconsejable comer pues si comemos sólo por costumbre, los jugos gástricos no digerirán correctamente. Claro que la falta de apetito debe ser esporádica. Si se vuelve frecuente, debemos consultar al especialista.

### • Ingerir proteínas

En toda alimentación –excepto si estamos bajo tratamiento médico y nos indica lo contrario– debemos incluir las proteínas. Estas son fundamentales para estimular la secreción de gastrina y ácido clorhídrico, fundamentales en el proceso digestivo.

### • No mezclar

Las combinaciones de hidratos de carbono con alimentos ácidos alteran la acción de las enzimas salivales y perjudican la digestión. Si no estamos seguros de qué tipos de alimentos debemos ingerir, siempre es necesaria la consulta al nutricionista.

# Hierbas digestivas

El empleo de hierbas y plantas digestivas es una de las prácticas más usadas por la medicina natural para aliviar dolores, malestares y afecciones gástricas. A continuación daremos un detalle de algunos trastornos digestivos y los productos naturales que pueden emplearse para su sanación utilizados para hacer infusiones, tés o para incorporarlos a la dieta:

- ÁCIDO ÚRICO
Ingerir té de zarzaparrilla.

- ACIDOSIS
Añadir a la dieta: lechuga, caqui, melón, poroto.

- AFECCIONES BILIARES
Comer achicoria amarga, girasol, trigo.
Beber té de ajenjo.

- DOLOR EN EL BAZO
Té de carqueja.

- DOLOR DE ESTÓMAGO
Se recomienda ingerir escarola, espinaca, albahaca.
Infusiones de ajenjo, bardana, carqueja, manzanilla y menta.

## • PROBLEMAS HEPÁTICOS

Consumir achicoria amarga, berenjena, escarola, espinaca, zanahoria, banana, durazno, limón, palta y uva.
Beber infusiones o tés de ajenjo, bardana, boldo, carqueja, diente de león o milenrama.

## • TRASTORNOS INTESTINALES

Té de carqueja, menta o romero.
Comidas con espinaca y albahaca.

## • AFECCIONES EN LA VESÍCULA

Infusiones de bardana, chamba, diente de león, eucalipto, verdolaga y zarzaparrilla.

## • AFTAS

Té de albahaca, manzanilla y carqueja.

## • ANSIEDAD

Añadir a la dieta brócoli, lechuga, naranja, girasol y avena. Consumir té de pasionaria y ajenjo.

## • CANSANCIO FÍSICO

Consumir brotes de trigo.

## • CARIES DENTARIA

Se recomienda té de diente de león.

• **COLITIS**
Agregar a la dieta y consumir: acelga, apio, brócoli, calabaza, papa, aceituna, banana y melón.



• **DIARREA**
Se aconseja la incorporación en las comidas de: acelga,
albahaca, papa, aceituna, almendra, banana, frutilla,
higo, membrillo, níspero, nuez, palta y arroz.
Beber infusiones de yerba, eucalipto, llantén y marcela.

• **DISPEPSIAS**
En este caso son recomendables los platos con: achicoria
amarga, berenjena, jengibre, rábano, rabanito, aceituna,
banana, frutilla, manzana, nuez, palta, sandía, uva y
albahaca.
También son positivas las infusiones de boldo, carqueja,
manzanilla, marcela, menta, paico y zarzaparrilla.

• **DOLORES DENTARIOS**
Consumir cebolla, higo, repollo y nabo.

• **FLATULENCIAS**
Recomendamos añadir a la dieta jengibre, perejil, pimien-
to, rábano, zanahoria, palta, sandía, albahaca y azafrán.
boldo, manzanilla, menta, milenrama, menta peperina (T).

## • HEMORROIDES

Comer: alcaucil, escarola, lechuga, nabo, repollo, tomate, banana, ciruela, membrillo y uva.
Tomar infusiones de: manzanilla, milenrama y pasionaria.

## • OBSTRUCCIÓN INTESTINAL

Añadir a la alimentación: acelga, berenjena, calabaza, cebolla, coliflor, nabo, remolacha, tomate, aceituna, zanahoria, ananá, ciruela, banana, durazno, melón, naranja, nuez, palta, pera, uva, etc. Consumir té de boldo.

## • PARÁSITOS

Agregar a la dieta diaria: cebolla, rabanito, zanahoria, aceituna, almendra, coco, higo y durazno.
Infusiones de: menta peperina, carqueja, verdolaga y yerba.

## • VÓMITOS

Agregar a la dieta: albahaca, espárrago, caqui y membrillo.
Tomar infusiones de menta peperina.

C A P Í T U L O  5

# enFermeDaD CeLíaCa

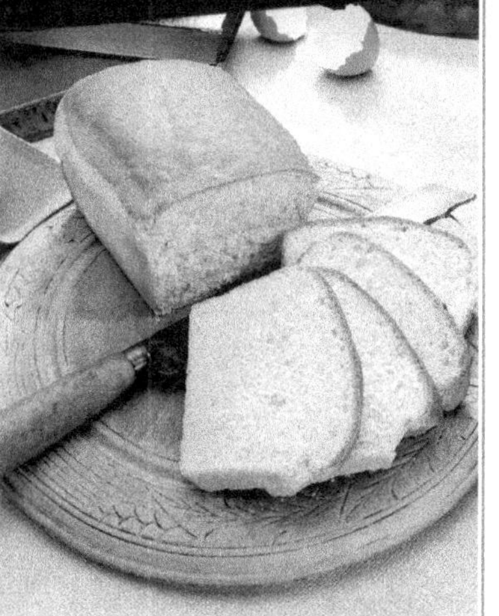

# enfermedaD celíaca

Cuando hablamos de enfermedad celíaca, estamos refiriéndonos, posiblemente, al trastorno relacionado con el aparato digestivo que mayor trascendencia ha cobrado en los últimos años. La enfermedad celíaca es un trastorno intestinal que se caracteriza, básicamente, por la intolerancia al gluten, el conjunto de proteínas presentes en el trigo, la avena, la cebada y el centeno. Se puede resumir como una severa lesión en la mucosa del intestino delgado (atrofia vellositaria), que trae aparejada una mala absorción de nutrientes fundamentales para el organismo.

Por lo general, se presenta a partir de los 6 meses de edad, pero se puede declarar en cualquier etapa de la vida. Aunque se suele diagnosticar en la infancia, es descubierta cada vez más en adultos.

"Gluten" es el nombre de una de las proteínas de los cereales mencionados (trigo, avena, cebada y centeno). El mismo irrita la parte interna de los intestinos e impide la absorción de elementos nutritivos como grasas, proteínas, carbohidratos, vitaminas y algunos minerales. En la industria de la alimentación se añade el gluten en forma de espesante o en la composición de diversos conservantes que también afectan al enfermo y que, por lo general, no se encuentra especificado en el etiquetado del producto.

El gluten de esos cereales se encuentra en el siguiente porcentaje:

- en el trigo, un 69%
- en el centeno, de un 30 a 50%
- en la cebada, de un 46 a 52%
- en la avena, un 16%

Quienes padecen esta afección manifiestan un déficit de vitaminas A, B6, B12, C, D y E. También cuentan con niveles insuficientes de hierro y ácido fólico.
Es importante destacar que si el enfermo celíaco no consume productos con gluten, no se presentarán los síntomas de la enfermedad.

## Las causas de la enfermedad

Además de la intolerancia al gluten, otras de las causas que producen la enfermedad celíaca –en menor medida– son: infecciones intestinales, estrés, dietas deficientes en proteínas, uso frecuente de laxantes o alergias a la leche. Si bien estas alteraciones son menos probables, pueden generar las condiciones necesarias para alterar la absorción del gluten.

Algunos también opinan que inducir desde muy temprano a los bebés a ingerir cereales puede provocar esta enfermedad.



## Los síntomas de la enfermedad

La enfermedad celíaca se puede manifestar de diferentes maneras. Entre los síntomas más comunes podemos mencionar:

- diarrea
- gases
- digestión lenta
- dolores abdominales
- constipación
- pérdida de peso
- fatiga
- depresión
- desórdenes en la piel

Muchos de éstos síntomas se dan de manera poco llamativa y apenas imperceptible. Por tal razón, la enfermedad celíaca se puede descubrir tarde: su diagnóstico o aparición puede darse muchos años después de manifestarse. A modo de ejemplo, describimos algunos síntomas que pueden presentarse en quienes padecen esta enfermedad de acuerdo con su edad:

• **Bebés:**
Pueden tener defecaciones blandas frecuentes, carácter irritable, mostrarse apáticos o padecer estreñimiento.

• **Niños:**
Padecen diarreas crónicas, alteraciones de crecimiento, (escaso desarrollo muscular, pérdida de peso, baja estatura, descalcificación), problemas de comportamiento y vómitos frecuentes.

• **Adolescentes:**
Desgano, cansancio, falta de ánimo, escaso deseo de realizar actividad deportiva, dolores abdominales y, en las mujeres, retraso en el ciclo menstrual.

• **Adultos:**
Los principales síntomas que se presentan son diarreas continuas, descalcificación, fracturas espontáneas, abortos espontáneos e impotencia.

## Cómo tratarla

La única posibilidad que existe para sobrellevar esta enfermedad es una alimentación basada en una dieta estricta y controlada por un profesional durante toda la vida. Ese régimen alimentario debe incluir productos libres de trigo, avena, cebada y centeno.

Más allá de estos cereales, hay que eliminar de la dieta otros productos que contienen muy poca presencia de gluten que se usa en la conformación de aditivos, espesantes, colorantes, emulsionantes y otros preparados. Cuando una persona que padece la enfermedad celíaca elimina completamente el gluten de su dieta, en pocos meses o semanas podrá mejorar en un gran porcentaje su estado de salud.

Esta es la razón fundamental por la cual los alimentos para celíacos deben estar perfectamente etiquetados y legislados, para poder apartar todo tipo de producto que contenga gluten.

## Alimentos adecuados
## para el enfermo celíaco

Como dijimos anteriormente, la alimentación es la única manera de cuidar la salud del celíaco. Al ser una enfermedad relativamente "nueva", son muchas las deficiencias que encontramos en los mercados para que los afectados puedan llevar adelante una dieta segura. Solamente en algunos países de Europa y Estados Unidos se comercializan alimentos perfectamente etiquetados y son muy pocos los lugares en los cuales se expenden productos con información nutricional aptos para celíacos. En la Argentina, por ejemplo, existen en el mercado algunos productos con la leyenda "Sin T.A.C.C.", que significa: "Sin trigo, avena, cebada y centeno".

Además de esta inscripción, se están lanzando al mercado alimentos con distintas leyendas como: "Sin gluten", "Apto celíacos" o "Libre de gluten" acompañados de un símbolo que consiste en una espiga de cereal tachado por una línea dentro de un círculo. Esta imagen es la que representa que el alimento es apto para quien padece esta enfermedad.

Sin embargo, todas estas medidas son insuficientes y recién comienzan a incorporarse a la oferta de alimentos. La única manera de mejorar las posibilidades de cuidado es a través de los reclamos y las exigencias de los enfermos celíacos, de sus familiares, amigos y allegados. No queda otra opción que realizar presentaciones y pedidos ante los organismos legislativos y las oficinas de control alimentario para exigir en cada país una legislación que asegure la existencia de alimentos libres de gluten perfectamente especificados, con etiquetas legibles y cuadros de información nutricional de acuerdo con las necesidades de los pacientes.

**Otras recomendaciones y precauciones para evitar y contrarrestar la enfermedad celíaca:**

• Que los bebés extiendan su período de lactancia lo más posible.

• Verificar siempre la etiqueta de los productos y evitar los alimentos procesados.

• Excluir los cereales mencionados con anterioridad.

• Llevar a cabo una dieta alta en proteínas.

• Incorporar la fibra a través de frutas, verduras y frutos secos.

• Están permitidos la leche y sus derivados: yogur de sabor natural (enteros y descremados), ricota; todo tipo de queso incluyendo los de untar, pero sin agregados de hierbas ni productos extra.

• Al margen de los prohibidos (trigo, avena, cebada y centeno), pueden incluirse en la dieta del celíaco los siguientes cereales: arroz, maíz, mijo y sorgo.

• Las harinas de arroz, maíz, papa y otras libres de gluten.

• Productos de panadería y pastas elaboradas con harinas libres de gluten.

• Se pueden ingerir huevos. Se pueden hervir, a la plancha o pasados por agua.

• En la dieta del celíaco pueden añadirse sin problema carnes rojas y blancas.

• Los pescados y mariscos frescos también pueden consumirse.

• Al ingerir carnes o pescados, en formas de medallón rebozados, hay que verificar que el pan rallado usado sea elaborado con harinas libres de gluten.

• Las papas, batatas y legumbres aportan nutrientes necesarios para los celíacos.

• En los celíacos es muy importante la incorporación a la dieta de verduras y hortalizas. Se debería comer una ensalada al día con productos frescos. Si se emplean verduras congeladas, deben consultarse los envases para comprobar que los conservantes y aditivos sean aptos para celíacos.

• Las frutas pueden comerse crudas o asadas.

• Las mantecas y margarinas que se consuman deben ser 100% de origen vegetal.

• El aceite de oliva es el más adecuado.

• Las gaseosas y los refrescos elaborados a base de productos dulces deben ser controlados. Lo ideal es tomar agua o jugos exprimidos.

• En menor medida pueden agregarse, de manera esporádica, los siguientes preparados a la dieta: flanes, arroz con leche, papas fritas, frutas confitadas, crema, café, encurtidos, dulces y mermeladas.

• La alimentación del celíaco debe ser equilibrada y variada para mantener estables los aportes alimentarios. La dieta del enfermo debe ser elaborada y controlada por un médico especialista en nutrición, pues al no ingerir las proteínas que aporta el gluten, deben reemplazarse por otros alimentos.

• Los productos alternativos para reemplazar las harinas con gluten (las de arroz, maíz, papa, etcétera) son fundamentales en el régimen del celíaco para conservar una ingesta básica de hidratos de carbono.

• Si la información presente en el envase de un producto no es completa, o si quedan dudas sobre el contenido de gluten de un alimento, lo más aconsejable es recurrir al fabricante mediante una carta, un correo electrónico o una llamada al teléfono de atención al consumidor para asegurarnos de que todos los componentes estén libres de gluten.

## Rutinas saludables para el celíaco y su entorno

Más allá del estricto cuidado que el celíaco debe tener con aquello que ingiere y el cuidado que debe tener para chequear la ausencia de gluten en sus alimentos, existen otros cuidados para atender en toda la dieta y en rutinas naturales, como los siguientes:

• evitar las frituras y cocinar mediante hervor, vapor, plancha, parrilla u horno.

• desgrasar las carnes, los caldos, las sopas, etc., en frío.

• controlar la ingesta de manteca, aceites, crema, mayonesa y otras salsas.

• condimentar con hierbas naturales como albahaca, estragón, laurel, tomillo, orégano o perejil, entre otras.

• dormir unas 8 horas diarias.

• realizar terapia o concurrir a reuniones de grupos de ayuda de celíacos si nos cuesta entender o aceptar la enfermedad para superar el sentimiento de bronca, impotencia o preocupación que puede generar el descubrimiento de la enfermedad.

• relacionarnos con organizaciones de ayuda o con grupos de enfermos para compartir información e ir creando entre todos un listado de alimentos o productos aptos para el celíaco.

• practicar alguna actividad deportiva o física.

• concurrir al médico periódicamente para realizar todos los estudios correspondientes.

• si el enfermo celíaco es un niño (un hijo, un sobrino), es fundamental que pongamos en conocimiento de esto a todas las personas que lo rodean: familiares, amigos, compañeros de escuela o docentes para que estén informados sobre los productos que el niño no puede ingerir y colaboren con él en cumplir estrictamente su dieta. Además, es esencial ir educando al niño para que comprenda que deberá convivir siempre con esa enfermedad, pero que a pesar de ello podrá llevar adelante una vida normal. De a poco el menor tiene que aprender a cuidarse a sí mismo, a ingerir sólo los alimentos permitidos libres de gluten.

• otro punto importante, no sólo con el niño sino con cualquier familiar celíaco, es no tratarlo con lástima. Si bien la familia deberá muchas veces pensar en él (en las salidas a comer, en los menúes de fiestas y cumpleaños, etcétera), sólo hay que pensar en cuidar su alimentación y nada más.

• se debe tener mucha precaución con los alimentos importados, pues nos pueden llevar a la confusión. Un mismo fabricante puede emplear distintos ingredientes según la región, para un producto que se comercializa bajo la misma marca comercial en distintos países.

• ante la sospecha de que un producto pueda contener gluten, no debe consumirse.

• muchos medicamentos también pueden contener gluten entre sus componentes. Hay que leer cuidadosamente el prospecto y consultar al médico o al laboratorio en caso de dudas.